TECHNIQUE

DE

LA BIOPSIE

SES INDICATIONS

COLORATION DES COUPES

PAR

L. LEGENDRE

A L'USAGE DES ÉTUDIANTS EN MÉDECINE

PARIS

A. MALOINE, ÉDITEUR

27, RUE DE L'ÉCOLE-DE-MÉDECINE, 25-27

1908

TECHNIQUE DE LA BIOPSIE

TECHNIQUE

DE

LA BIOPSIE

SES INDICATIONS

COLORATION DES COUPES

PAR

L. LEGENDRE

———

A L'USAGE DES ÉTUDIANTS EN MÉDECINE

PARIS

A. MALOINE, ÉDITEUR

25-27, RUE DE L'ÉCOLE-DE-MÉDECINE, 25-27

1908

AVANT-PROPOS

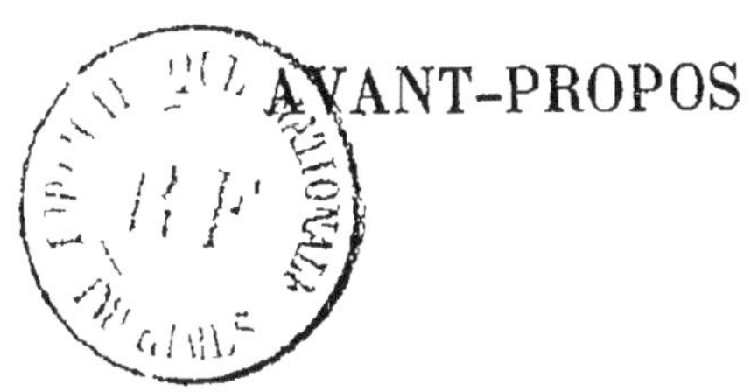

Ce modeste *Memento* est spécialement consacré à l'usage des étudiants en médecine.

A la lecture de ce petit livre, mes lecteurs peuvent trouver un avis utile.

Je n'ai pas la prétention qu'il soit entièrement nouveau, « nil novi sub sole ».

L'étude passionnante de la médecine m'a porté spécialement vers l'histologie animale. C'est la raison pour laquelle j'ai condensé en quelques lignes la bonne manière de faire une Biopsie, et les principales méthodes de coloration.

J'ai essayé tout en restant clair, concis et scientifique, de n'être pas trop pédant ni trop sentencieux.

J'ai exposé de mon mieux les idées de mon maître Milian, médecin des hôpitaux, et je fais connaître avec plaisir le fruit de son expérience.

Qu'il me soit permis en pareille circonstance d'adresser mes remercîments à ce maître distingué, à la science duquel je suis heureux de rendre publiquement hommage.

Si j'ai réussi à être utile, ce sera mon unique et ma meilleure récompense.

Dʳ Léon Legendre
31, rue Jeanne d'Arc, Rouen

LA BIOPSIE

C'est une opération qui consiste à enlever
sur le vivant un fragment d'un organe, dans
le but de le soumettre à un examen microsco-
pique, et d'établir le diagnostic histologique
de la maladie dont un patient est atteint.

Ce moyen d'investigation est précieux
et indispensable puisqu'il permet d'abord
d'établir le diagnostic de certaines affections
cutanées que l'examen direct est incapable
de différencier ; ensuite, de découvrir et de
décrire, d'une façon complète, un certain
nombre de maladies nouvelles.

Toutes les fois qu'en présence d'une lésion
cutanée ou d'une lésion accessible des mu-
queuses il est impossible de formuler un
diagnostic ferme, il y a indication de faire
une biopsie. (Darier.)

La biopsie est obligatoire et indispensable
lorsqu'il s'agit, par exemple, d'une tumeur

ou ulcération, à caractères ambigus, mais à marche envahissante de la langue, par exemple, des lèvres ou de la face en général.

La biopsie est facultative lorsqu'on se trouve en présence de tumeurs multiples, mais, à coup sûr, bénignes ou d'une éruption de nature indéterminée causant au malade du trouble et de l'inquiétude par sa persistance ou ses récidives. (Darier, *Pratique dermatologique*, p. 478 et 479.)

Choix des pieces

S'il s'agit d'éléments éruptifs, préférer les plus récents parmi les plus typiques ;

S'il s'agit d'un ulcère, prendre le bord en même temps qu'une petite étendue du fond ;

Si l'on est en présence d'une tumeur, tailler dans sa région la plus caractéristique. (Darier).

En résumé, pour pratiquer une biopsie il faut : 1° Choisir l'endroit à biopsier, c'est-à-dire les lésions qui sont en évolution (tissus ni trop jeunes, ni trop vieux) ;

2° Ne pas choisir les endroits gangrenés ou purulents.

Pratique de l'opération.

1° Anesthésie de la partie malade.

1° L'injection de cocaïne est un excellent moyen pour les grosses pièces de biopsie, mais est à rejeter pour les petites pièces, en raison de l'œdème local qu'elle produit, de

l'hémorragie interstitielle que provoque l'aiguille et de l'altération causée dans les tissus
par leur contact avec un liquide aqueux.

2° Le procédé de choix est la réfrigération
au moyen du chlorure d'éthyle en petits
flacons.

Après nettoyage de la région, sur une
large étendue, on pulvérise du chlorure
d'éthyle jusqu'à ce que l'endroit blanchisse.
(Avoir soin de ne pas biopsier quand l'endroit
est blanc ; attendre que la peau revienne à
l'état normal.)

L'anesthésie en une seule fois est insuffi-
sante ; il faut une deuxième aspersion.

C'est après la deuxième aspersion que l'on
fait la biopsie.

2° **Instrumentation.** — On se sert :

1° Du couteau de De Graeffe qui sert
pour la cataracte ;

2° D'une pince dite à dents de souris ;

3° De petits ciseaux courbes (fig. 1-2-3).

Flambage des instruments. — Ne pas le
faire au bec de Bunsen mais employer :
1° Eau bouillie et borax ; 2° L'ouate imprégnée d'alcool et flambée.

Pour procéder à l'excision de la peau, on
transfixe la région à biopsier en faisant un
pli. On sort la lame par l'un des côtés en
faisant un volet adhérent par une charnière.
On saisit l'extrémité du volet à l'aide d'une

pince et, d'un coup de ciseau courbe, on
enlève la charnière du volet. On met ensuite
le morceau dans le liquide conservateur
(alcool sublimé, Liq. Muller, etc. etc.).

3° **Pansement**. — Le chlorure d'éthyle

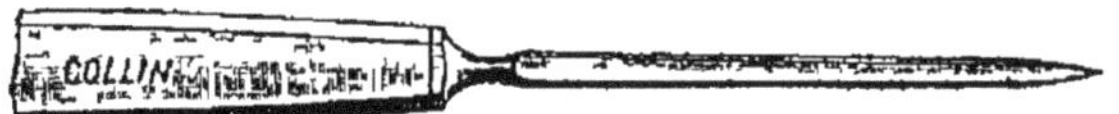

Fig. 1. — Couteau de De Graeffe.

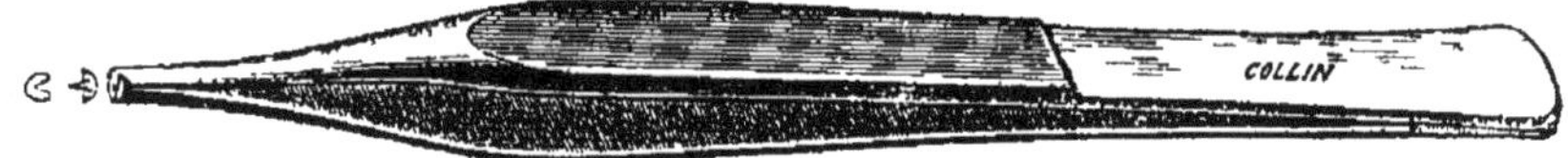

Fig. 2. — Pince dite à dents de souris,

Fig. 3. — Petits ciseaux courbes.

amène généralement la vaso-constriction
des vaisseaux, puis, après son action, la vaso-
dilatation se produit avec hémorragies quel-
quefois. (Toujours s'enquérir si les malades
ne sont pas hémophiliques.)

Pour tarir cette hémorragie, Darier, l'émi-
nent et très distingué histologiste, emploie

la poudre de bois de genévrier imprégnée de vapeurs de créosote. On peut également employer l'aristol ou le dermatol ; une solution d'antipyrine à 1 0/0 ou bien la gélatine : Faire des points de sutures pour les grandes biopsies. (Épithélioma, lichen plan ; inutile d'en faire pour les petites biopsies.)

Pour les biopsies linguales on emploie également le procédé de transfixion : On anesthésie à la cocaïne ; on n'emploie pas le chlorure d'éthyle. En cas d'hémorragies linguales, on fait des compresses avec l'ouate imprégnée avec une solution concentrée d'antipyrine.

Dans les inflammations profondes du derme avec ulcérations et perte de substances, il est toujours intéressant de faire de grandes biopsies. On se sert pour cela d'un bistouri avec anesthésie préalable au chlorure d'éthyle.

On fait des points de sutures aux lésions aseptiques. Inutile d'en faire s'il y a de l'eczéma, des suppurations.

En résumé pour faire le pansement de la plaie :

1° On la lave très bien (grande eau chaude) ;
2° La tamponner avec du sublimé et ouate ;
3° Attendre que la plaie ait fini de saigner pour faire le pansement ;

4° Employer le dermatol, le bois de genévrier, et mieux l'antipyrine ;

5° Recouvrir d'ouate imbibée de collodion.

Récolte des pièces

Cette récolte doit se faire avec grand soin. On coupe les pièces méthodiquement et géométriquement.

Les petits morceaux doivent avoir 1 centimètre de côté sur 1 centimètre d'épaisseur, ou 1/2 centimètre, par exemple, avec l'acide osmique.

Les gros morceaux sont mis dans un large bocal. On en prend un beau carré ou un rectangle (un 1/2 rein, par exemple) :

Mise en bouteille de la pièce

1° On met d'abord le liquide ;

2° Ensuite la pièce ; car, si on introduisait d'abord la pièce, celle-ci se collerait au fond de la bouteille et ne se fixerait pas de ce côté ; de plus, la pièce s'affaisserait et se déformerait ;

3° Au fond du vase, on met un peu d'ouate pour empêcher précisément la pièce de coller et pour qu'elle soit bien imbibée en-dessous.

Moyens de conserver les pièces.

Dans une biopsie les pièces abandonnées à elles-mêmes s'altèrent de deux façons :

1° Spontanément. Prenons, par exemple, l'œil. Il y a putréfaction et auto-digestion ;

2° Mises dans l'eau simple les pièces ne tardent pas à s'altérer. Ainsi les globules rouges conservés dans l'eau simple s'altèrent. Pour les conserver, il faut une eau isotonique. (Eau salée physiologique.)

Après l'excision, la pièce doit être aussitôt immergée, dans certains liquides appelés fixateurs réactifs dont le nombre est considérable, et variable suivant les cas particuliers

Fixateurs

On doit employer assez de fixateurs pour que la pièce soit bien immergée. Il faut l'inonder avec les liquides.

Avec le liquide de Muller, on doit le changer jusqu'à ce qu'il soit très clair.

Les principaux fixateurs employés sont :

1° L'alcool à 90°
L'alcool méthylique } très bon

2° Le formol 2 0/0 pour les pièces volumineuses destinées au musée ;

3° La liqueur de Flemming pour colorer les nucléaires et les cellules ;

4° Le sublimé pour la coloration basique des microbes (les mastzellen, etc.) ;

5° Liquide d'Erlich pour les cellules nerveuses ;

6° Pour la peau ainsi que les autres tissus.

Voici un bon fixateur :

Formol du commerce. . . 10 grammes.
Acide picrique (sol. saturée) 40 —

Acide acétique . . . . . . 2 grammes.
Eau distillée . . . . 50 —

Laisser la pièce deux ou trois heures : puis employer l'alcool, le xylol et la paraffine.

Il y en a encore bien d'autres. Voici les principaux :

1º **Alcool éthylique à 100°.** — L'alcool absolu est un peu brutal, recroqueville les éléments cellulaires et les durcit. Il est peu recommandable pour la peau.

2º L'alcool éthylique à 90° est le liquide de choix, l'idéal. En effet :

1) Il fixe rapidement;

2) Ne durcit pas trop ; la peau reste souple ;

3) Il permet d'employer toutes les colorations (acides et basiques) de façon à voir les microbes.

3º L'alcool méthylique ou esprit de bois. (Coût 0 fr. 70 le litre.) C'est un excellent fixateur et conservateur.

2º **Le Formol.** — C'est un très bon fixateur pour les gros morceaux et les grosses pièces (rein, cerveau), pour les pièces à démonstration.

On emploie généralement la formaline en solution à 40 0/0 ou formol du commerce. Cette formaline n'est pas employée pure mais diluée

Formaline . . . . 10 cc.
Eau . . . . 100 cc.

c'est-à-dire une solution à 10/100. On y ajoute 9 grammes de chlorure de sodium pour l'améliorer.

Avantages : Le formol empêche la cytolyse.

Inconvénients : 1° Durcit très vite en vingt-quatre ou quarante-huit heures ;

2° Empêche la coloration microbienne.

3° **Le bi-chromate de potasse.** — C'est un excellent fixateur. On l'emploie à la dose de 2,50 0/0. Il est insuffisant dans le durcissement des grosses pièces.

Liquide de Müller.

Bi-chromate de potasse. 2 gr. à 2,50
Sulfate de soude . . . 1 —
Eau. . . . . 100 —

La moelle durcit en trois ou six semaines.
Le cerveau en trois ou six mois.
Conserve bien les globules rouges.

4° **Liquide d'Erlich.**

Bi-chromate Ko. . . 2, gr. 50
Sulfate de cuivre. . . 1 —
Eau . . . . 100 —

On en prépare 10, 15 litres à la fois. Il

est très bon pour le système nerveux (par exemple, pour la moelle syphilitique).

La moelle durcit en quinze jours.

Le cerveau en quinze jours à un mois.

Le liquide d'Erlich agit donc plus vite que le Muller.

5° **Le Sublimé**. — C'est le fixateur idéal.

Ses gros avantages. — 1° Fixe très rapidement ;

2° Permet d'avoir de superbes colorations microbiennes, soit avec le bleu de méthylène, soit avec le bleu d'Unna.

Ses inconvénients. — Dans toutes les préparations au sublimé, il se forme des *cristaux* que l'on peut enlever par des lavages à l'*eau iodée*. (On ajoute de la teinture d'iode jusqu'à coloration.)

On emploie le sublimé des deux façons suivantes :

1° Le sublimé à saturation dans l'eau bouillante. Par refroidissement, il se dépose des cristaux sous forme de belles aiguilles. On décante et on se sert de ce liquide.

2° Le sublimé acétique : On fait dissoudre le sublimé dans une solution d'acide acétique (à saturation) à 5 0/0

$$C_4 H_4 O \quad . \quad . \quad . \quad . \quad . \quad 5 \text{ cc.}$$
$$Eau \quad . \quad . \quad . \quad . \quad . \quad . \quad 95 —$$

jusqu'à saturation.

6° **Acide osmique**. — On l'emploie comme fixateur et colorant spécial de la *graisse*. Il est très peu employé en dermatologie.

L'acide osmique ne renferme pas d'hydrogène. C'est un tétroxyde d'osmium et non pas un acide. Il se présente sous forme de petits cristaux très volatils que l'on met dans des tubes scellés.

Inconvénients. — L'acide osmique précipite en noir toutes les poussières organiques. Ainsi avec l'eau ordinaire, on obtient un liquide tout noir. Aussi faut-il employer l'eau distillée et ne pas toucher les matières organiques.

Les tubes qui le renferment doivent être brisés dans de l'eau, à l'aide d'une pince flambée. Pour obvier à cet inconvénient, on ajoute, à la solution, de l'acide chromique et l'on fait la solution mère suivante :

Acide chromique.   .   1 gramme.
Acide osmique   .   .   2   —
Eau distillée .   .   .   20   —

Ordinairement, on n'emploie pas cette solution mère, mais la solution étendue.

Solution mère.   .   .   0 gr. 5
Eau distillée .   .   .   100 —

On peut employer comme fixateur les vapeurs d'acide osmique. On trouve chez Grubler de petits tubes renfermant 0 gr. 10 d'acide osmique. On rompt ces tubes dans un petit cristallisoir érodé et couvercle à rainure. Il est préférable d'employer la solution d'acide osmique.

Combien de temps doit-on laisser les piè- ces dans cette solution ?

Un temps variable suivant les tissus :

1º Pour les épithéliums, très peu de temps, une heure de fixation est suffisante ;

2º Pour les tubes nerveux, la fixation de- mande deux heures ;

3º Pour la peau, il faut douze à vingt-qua- tre heures.

Ses avantages. — C'est un bon fixateur cel- lulaire.

1º L'acide osmique conserve les noyaux ;

2º N'altère pas le protoplasma.

On l'emploie pour les pseudo-coccidies du cancer et dans la maladie de Paget.

Ses inconvénients :

1º L'acide osmique empêche les colorations ordinaires de bien prendre (par exemple les colorations basiques ;

2º Les pièces doivent être nettoyées et lavées à fond, sous un courant d'eau pen- dant des heures entières ;

3º Son action est irritante pour les muqueu- ses : occasionne des conjonctivites chez les prédisposés, des catarrhes et des bronchites.

Toutes les coupes fixées à l'acide osmique sont donc colorées en noir.

L'acide osmique est donc un fixateur et un colorant de la graisse, d'où, son utilité dans le sébum et le vernix caseosa.

Peut-on se servir de l'acide osmique après l'emploi d'un autre fixateur ?

1° Si le fixateur est de l'alcool, la graisse se trouve dissoute et on n'obtient rien avec l'acide osmique ;

2° Si on a employé soit le formol, soit le bi-chromate de Ko, la graisse n'est pas dissoute et on peut, après ces fixateurs, colorer encore à l'acide osmique.

7° **Acide chromique.** — C'est un sel rougeâtre très déliquescent. C'est un excellent fixateur pour le sang et non pour la peau.

On emploie la solution à 1 0/0.

C'est un fixateur très rapide.

Ses inconvénients. — A la façon de l'acide osmique :

1° Il gêne les colorations ;

2° Il ratatine les pièces ;

3° Détermine dans les liquides un précipité (un réticulum de protoplasma).

Mélangé à d'autres produits, tous ces inconvénients disparaissent.

8° **Liquide de Flemming.** — C'est une symbiose d'acide chromique, d'acide osmique, d'acide acétique.

Le liquide de Flemming est un fixateur cellulaire de choix.

Comp: Acide chromique . . 0,25 c.
—   Acide osmique . . . 0,01 c.
—   Acide acétique glacial. 0,01 c.
—   Eau . . . . 100 c.

1° **Flemming faible** :

Acide chromique à 1 0/0. . . 25 cc.
Acide osmique à 1 0/0. . . . 10 cc.
Acide acétique 1 0/0 . . . . 10 cc.
Eau . . . . 55 cc.

2° **Flemming fort** :

1° A : Acide chromique 1 0/0 .   1 gr.
    Acide acétique. . . .   1 gr.
    Eau. . . . .   4 gr.
2° B : Acide osmique . . . .   2 gr.
    Acide chromique . . .   1 gr.
    Eau . . . . 200 gr.

On prend une partie de la solution B. pour quatre parties de la solution A.

Combien de temps doit-on laisser les tissus dans le liquide de Flemming ?

Très longtemps, *des mois.*

Comment traiter les pièces fixées

Les pièces fixées pendant un séjour plus ou moins long dans les liquides précédents sont traitées de la façon suivante :

On expulse l'excédent du fixateur qui gênerait la coloration par de grands lavages à l'eau.

(*Petites pièces*). — Dans un grand flacon, on met les pièces et on les recouvre d'une toile métallique ; on fait couler l'eau pendant des heures. On fait ainsi un véritable brassage, et on examine si autour de la pièce il ne se forme pas une coloration quelconque.

(*Grosses pièces*). — On les met dans un grand flacon rempli d'eau, on agite la pièce. On en fait une véritable lessive.

Durcissement.

Se fait en même temps que la fixation.

Deux procédés.

On peut passer les pièces :

1° Dans l'alcool absolu.

L'alcool ne présente cet avantage que quelques heures après l'opération ; on peut, sur la pièce déjà dure, pratiquer une ou deux coupes à main levée, permettant souvent un diagnostic tout à fait rapide. (Darier.)

2° La gomme arabique.

Voici comment on opère :
1° La pièce fixée (alcool, sublimé, Müller) doit être lavée à l'eau assez largement.

A. — *Pièce fixée à l'alcool.*

On la met dans la solution de gomme quand elle tombera d'elle-même au fond du flacon (tout l'alcool est alors disparu). Ce liquide (alcool) coagulant la gomme s'opposerait à la pénétration de cette dernière.

Trois heures de lavages dans tous les cas.

B. — *Pièce fixée au Muller, sublimé.*

Lavage en raison directe du volume jusqu'à disparition de ces liquides.

2° Plonger la pièce dans la solution de gomme. Tout d'abord elle surnage mais au bout de douze à trente-six heures tombe au fond du flacon. C'est alors qu'on la transportera dans

3° Alcool à 90° jusqu'à durcissement convenable.

La solution de gomme se fait, en dissolvant celle-ci dans l'eau tiède jusqu'à consistance sirupeuse. On ajoute un quart du volume de glycérine et 1 0/0 d'acide phénique qui arrête les fermentations.

INCLUSION

Définition .   *In* dans, *Claudere* fermer. C'est une opération qui consiste à introduire une pièce anatomique dans un milieu homogène avec lequel elle fait corps et qui lui donne le degré de dureté nécessaire pour être débitée en tranches fines.

1° PROCÉDÉS ANCIENS

1° L'inclusion se fait dans la gomme. La pièce dégorgée dans l'eau est portée dans une solution sirupeuse de gomme arabi que pendant vingt-quatre heures puis dans l'alcool pendant quelques heures qui coagule la gomme. (Darier.) C'est plutôt une méthode de durcissement qu'une méthode d'inclusion.

2° **Au collodion élastique.** — C'est la méthode ultra-rapide.

Après fixation à l'alcool (uniquement par l'alcool) pendant vingt-quatre heures, on prend un morceau de liège bien rectangulaire, on l'imprègne de collodion élastique on y colle la pièce et, par-dessus, on y verse du collodion.

La pièce se trouve fixée au bouchon : le collodion agit comme la gomme.

On laisse évaporer une demi-heure et on met la pièce dans un cristallisoir avec de l'alcool faible, de façon à obtenir une bonne adhérence.

Cette méthode n'est pas très pratique pour la peau.

3° **Par congélation.** — On congèle la pièce dans de la glace additionnée de sel marin. La pièce se trouve gelée, fixée et durcie.

C'est un procédé qui n'est pas très bon et qui altère les pièces.

4° **Méthode Cornil.** — (Microtome à congélation.)

Sur une plaque de métal, on fait évaporer de l'éther ; la pièce s'y congèle et le microtome agit.

De cette façon, M. Cornil peut donner une réponse histologique en une heure et même dans le cours d'une opération.

2° PROCÉDÉS ACTUELS

1° **A** la paraffine ;

2° Au collodion ou celloïdine.

1° **Inclusion à la paraffine.** — On appelle *inclusion*, l'enrobement de la pièce dans une masse, sans qu'elle fléchisse. On emploie pour cela la *paraffine* qui fond à la chaleur.

On met la pièce dans la paraffine liquide et on la laisse se solidifier.

Précautions à prendre :

1° Ne pas brûler sa pièce (gros écueil de la paraffine) ;

2° Il faut que la paraffine pénètre dans la profondeur de la pièce.

Modus operandi pour l'inclusion :

Il faut expulser de la pièce *l'eau* et *l'alcool* qu'elle contient et leur substituer la paraffine.

Premier temps. — Expulser l'eau par *l'alcool absolu*. On y laisse la pièce plus ou moins longtemps.

Deuxième temps. — Mais comme l'alcool

absolu ne dissout pas la paraffine, on substitue à *l'alcool* un dissolvant.

Pour cela on se sert du *xylol* qui dissout la paraffine. On fait un mélange de xylol et de paraffine et on y plonge la pièce ; enfin on met la pièce dans de la paraffine pure.

En résumé la pièce est mise :

1° Dans du xylol (remplace l'alcool);

2° Dans xylol et paraffine ;

3° Dans paraffine pure.

Pendant combien de temps la pièce doit-elle rester dans ces différents liquides ?

1° Trois heures dans l'alcool absolu (pour la déshydrater) ;

2° Trois heures dans le xylol (cela dépend du volume plus ou moins grand de la pièce) ;

3° Quatre à cinq heures dans le mélange de xylol et de paraffine ;

4° Une heure dans la paraffine pure.

Quelle paraffine doit-on employer?

On prend la paraffine qui fond à 48°, c'est-à-dire la paraffine molle, c'est l'idéal (1).

Le point essentiel est de ne pas brûler la pièce. C'est le point le plus délicat car la

1. Cette paraffine se vend chez M. Demaige, rue de Portevin.

paraffine disloque les cellules, surtout celles de la peau.

Il faut avoir une température constante. Pour cela on se sert :

1º Soit de l'étuve à paraffine à l'eau chaude ;

2º Soit de l'étuve de Roux ; on met la préparation sur les planchettes : on a alors la température de 38º ou bien sur la plaque à la base de l'étuve et on a 48°.

On y laisse la pièce pendant une heure dans la paraffine pure.

2º Inclusion à la celloïdine.

Il y a deux sortes de collodion :

1º Le collodion ordinaire liquide ;

2º Le collodion épais concentré par évaporation de l'autre (ce dernier est sirupeux).

On fait deux bains :

Premier bain (au collodion ordinaire). — La pièce sortie de l'alcool est mise dans du collodion renfermé dans un flacon bouché à l'émeri. Puis on la plonge dans un mélange d'alcool et d'éther (Liq. d'Hoffmann) grand dissolvant du collodion.

On remet la pièce dans du collodion ordinaire renfermé dans un flacon bouché à l'émeri. On y laisse la pièce pendant quarante-huit heures, voire même trois à quatre jours, en ayant soin de bien boucher le flacon à cause de l'évaporation.

Deuxième bain (au collodion concentré).
— On se sert non d'un flacon bouché à
l'émeri mais d'un petit vase en verre à bord
érodé, avec couvercle à rainure. On y met
d'abord le collodion épais ; on y laisse tomber la pièce et on ferme hermétiquement. Au
bout de trois heures, quand les bulles d'air
ont été chassées, on ouvre le couvercle à
moitié. L'évaporation se fait très lentement,
de telle façon que le liquide est solide à la
partie inférieure et reste fluide à la partie
supérieure. Le contraire aurait lieu si le
couvercle à rainure était enlevé en entier.
Le fond serait liquide et la surface solide.

On tâte la consistance ; on décolle la pièce
d'abord tout autour puis le fond.

Vingt-quatre heures avant de la couper, on
plonge la pièce soit dans de l'alcool méthylique soit dans de l'alcool éthylique faible.

Moules pour
les pièces

On se sert des capsules en étain qui servent aux bouteilles.

Avantages : 1° Ne coûtent pas cher ; 2° se
déchirent facilement ; 3° sont bonnes conductrices. La pièce sortie du xylol est plongée
dans le mélange de xylol et de paraffine coulé
dans la capsule et on porte à l'étuve de Roux
à la température de 38°.

Le mélange se dissout ; on y laisse pendant un jour à 37º, 38º, c'est la température des tissus.

Puis on met la pièce dans la paraffine pure ; on porte à l'étuve de Roux.

Le tout fond à 48º en mettant la pièce sur la tablette du bas. On l'y laisse une heure.

On plonge la capsule dans l'eau froide et quant le tout est solidifié, on déchire la capsule.

Avantages de la capsule en étain :

1º On emploie un petit morceau de la pièce ;

2º L'opération se fait très vite : en vingt-quatre heures ;

3º On peut colorer les microbes.

Il y a fréquemment un intérêt majeur à ce que les coupes soient très exactement orientées ; elles doivent être faites bien perpendiculairement à la surface de la peau et comprendre, autant que possible à la fois, toutes les parties diverses de la pièce.

Orientation de la pièce

Pour faire les coupes il y a plusieurs procédés :

Manière de faire les coupes.

1º *A main levée :* Par ce procédé, on ne peut obtenir de bons résultats pour les grandes coupes. C'est impossible.

Pour les petites coupes, voici comment on opère, on prend la pièce durcie et bien

2.

fixée. On l'enferme dans la moelle de sureau dans laquelle on fait préalablement une entaille pour loger la pièce. On se sert d'un rasoir (spécial pour l'histologie) dont une face est plate et dont l'autre est incurvée ; on met la face plate du côté de la coupe ; on incise en sciant ;

Qualités d'un bon rasoir histologique :

1° Tout rasoir ne doit pas se prêter ;
2° La lame doit avoir de 25 à 30 centimètres ;
3° Une forme à manche recourbé ;
4° Doit avoir un certain poids ; ne pas être flexible.

Un bon rasoir doit coûter 40 à 45 francs. (Les meilleurs se trouvent en Allemagne, rasoir Valbe de Eidelberg.)

Il y a deux sortes de rasoirs:

1° **Rasoir dur.** — Son avantage est de faire des coupes minimes.

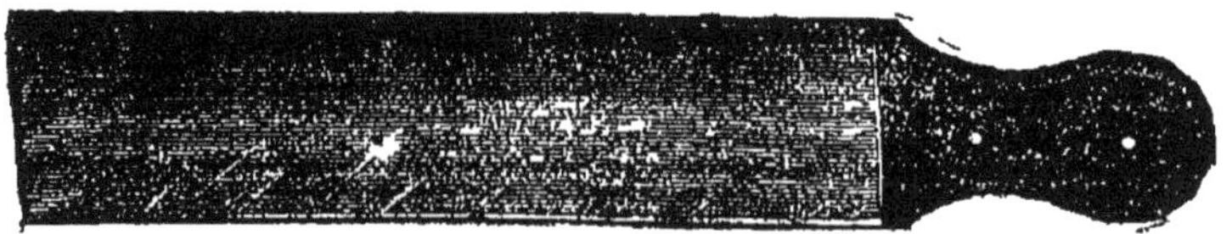

Rasoir dur.

Son désavantage est de s'ébrécher facilement sur les calcaires (les os).

2° **Rasoir mou.** — Son avantage est de s'ébrécher beaucoup moins.

Son désavantage est de faire des coupes plus épaisses.

Au microscope on trouve toujours des dentelures au rasoir.

C'est une véritable scie : c'est pour ce motif que l'on fait les coupes en sciant.

Au bout de huit jours le fil du rasoir est perdu. On doit le repasser sur un cuir à chaque fois que l'on s'en sert (1).

Le repassage se fait de haut en bas en commençant par la pointe ; puis de bas en haut en retournant la main.

Comment entretenir un rasoir ?

On le débarrasse des détritus en le lavant sous le robinet. On l'essuie en le prenant par le dos de manière à respecter le tranchant. On le remet ensuite dans sa boîte.

2° *Le meilleur procédé est l'emploi de microtomes.*

Les principaux sont :

1° Le microtome de Jung Thoma ou à chariot pour les préparations au collodion ;

2° Microtome à bascule ;

3° Microtome Minot.

Pour les préparations à la paraffine :

---

1. Le grand modèle de cuir coûte 30 francs.
Le petit modèle — coûte 12 francs.

1° Microtome de Jung Thoma ou à chariot.

Ce microtome se compose :

1° D'un pied long, portant deux pistes, l'une horizontale pour le rasoir, l'autre en pente pour la coupe ;

2° De deux chariots à roue, l'un porte le rasoir, l'autre porte la pièce.

3° D'un troisième chariot portant une vis, qui sert à faire monter la pièce ou la coupe et muni des nᵒˢ 5, 10, 15. On tourne une fois 15 ou deux fois 15 ;

4° D'une griffe ou serre-pièce se mouvant en tous sens.

Ce microtome peut servir :

1° Pour les pièces *sans inclusion*. — La pièce durcie est fixée soit dans l'alcool absolu soit dans l'esprit de bois. Voici comment on procède.

On prend un morceau de bouchon que l'on scie en carré parfait ; on y verse une mince couche de collodion ; on dépose à la surface la pièce durcie et fixée ; puis on arrose le tout d'une couche de collodion.

Dans ce cas ce collodion ne sert pas d'inclusion mais de colle seulement.

2° *Pour les pièces avec inclusion au collodion*. — Sur le bouchon taillé en carré parfait et enrobé de collodion, on met sur l'une

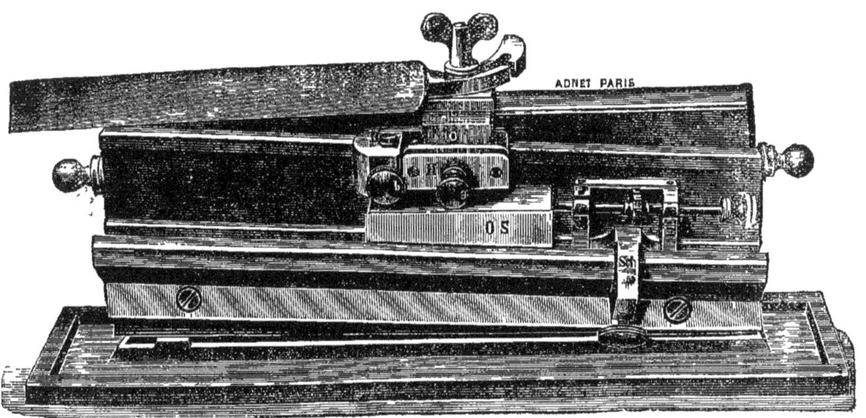

Microtome de Jung Thoma ou à chariot.

des faces la pièce à collodion. La pièce séchée, on fait des coupes.

Le rasoir histologique est mis parallèlement à la coupe mais pas trop incliné.

Comment recueillir les coupes au collodion ou celloïdine. La pièce fixée au microtome à chariot est toujours arrosée avec l'alcool méthylique de façon qu'elle soit toujours humide.

On en verse également sur le rasoir.

On recueille la coupe avec une aiguille en ayant soin de ne pas toucher le tranchant du rasoir et on la met dans un cristallisoir rempli d'eau.

Coloration des coupes au collodion ou celloïdine

1° On met la coupe directement sur une lame de verre, à l'aide d'une aiguille ;

2° On y met de l'hématéine ou de la thionine. Laisser quatre à cinq minutes ;

3° On plonge la lame dans l'eau : la coupe s'en détache et surnage. On y laisse jusqu'à ce qu'elle devienne *violette;*

4° On la repêche à l'aide d'une aiguille, on la glisse sur la lame de verre plongée dans l'eau ;

5° On l'étale bien à l'aide d'une aiguille ;

6° On y verse de l'éosine (laisser 1 minute) ;

7° On lave en pleine eau ;

8° On déshydrate avec l'alcool absolu ;

9° On enlève l'alcool avec le xylol ;

10° On monte dans le baume ou huile de cèdre ;

2º **Microtome à bascule** (pour les pièces à paraffine).

Nouveau microtome à bascule pour obtenir des coupes planes, permettant de couper un objet de 0 m. 012 dans toute sa longueur, avec cercle divisé pour l'épaisseur des coupes, pince d'orientation et rasoir.

Ce nouveau microtome à bascule permet d'obtenir des coupes exactement planes ; non seulement on peut couper des sections plus grandes qu'avec le modèle simple (le tube contenant la paraffine mesurant 0 m. 030 de diamètre au lieu de 0 m. 020), mais, en outre, le dispositif est tel qu'un objet peut être coupé dans toute sa longueur sans qu'il soit nécessaire de rajuster la bague qui le supporte ; de plus, on peut soulever l'objet et le placer hors de la portée du rasoir. On peut fixer le rasoir soit à angle droit, soit obliquement, par rapport au mouvement de l'objet.

Pour régler l'épaisseur de la coupe désirée, il suffit d'avancer ou de reculer la pièce qui coulisse en dessous de la roue dentée divisée, afin de prendre à chaque mouvement une ou plusieurs dents. Chaque dent représente 1/200 de millimètre.

La pince d'orientation permet de placer l'objet exactement dans la position conve-

nable pour être coupé dans le plan voulu ;
l'objet est placé dans une cupule hémisphé-

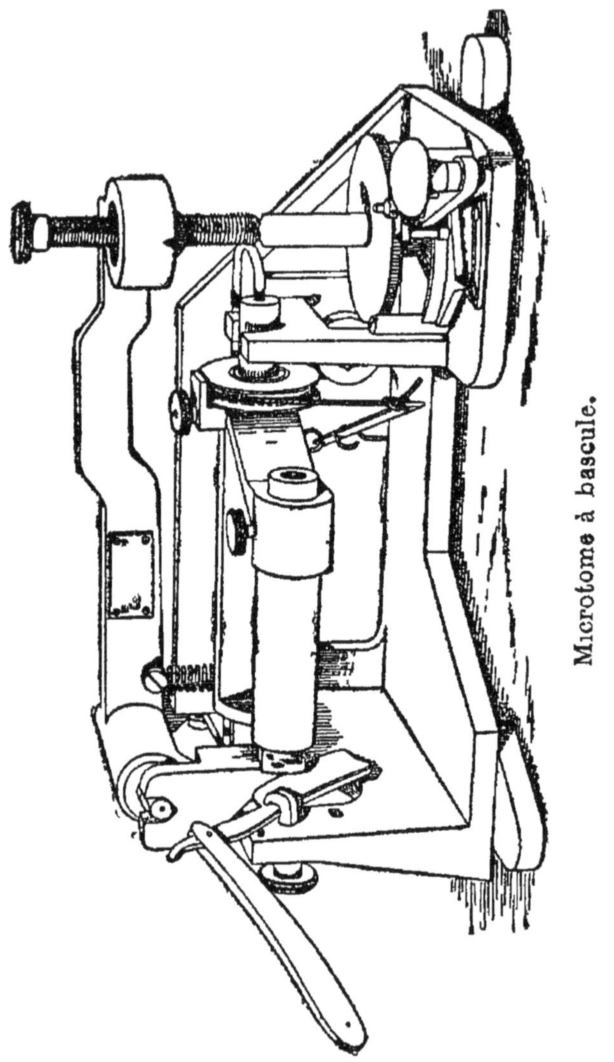

Microtome à bascule.

rique qui est solidement maintenue au bout

ouvert du cylindre moyennant deux vis. Quand elles sont serrées toutes les deux, la cupule est solidement fixée ; quand une des vis est desserrée et l'autre serrée, la cupule tourne autour d'un axe vertical ; quand la vis B est relâchée, la cupule tourne autour d'un axe horizontal : l'objet peut donc se mouvoir indépendamment autour d'un axe horizontal et autour d'un axe vertical.

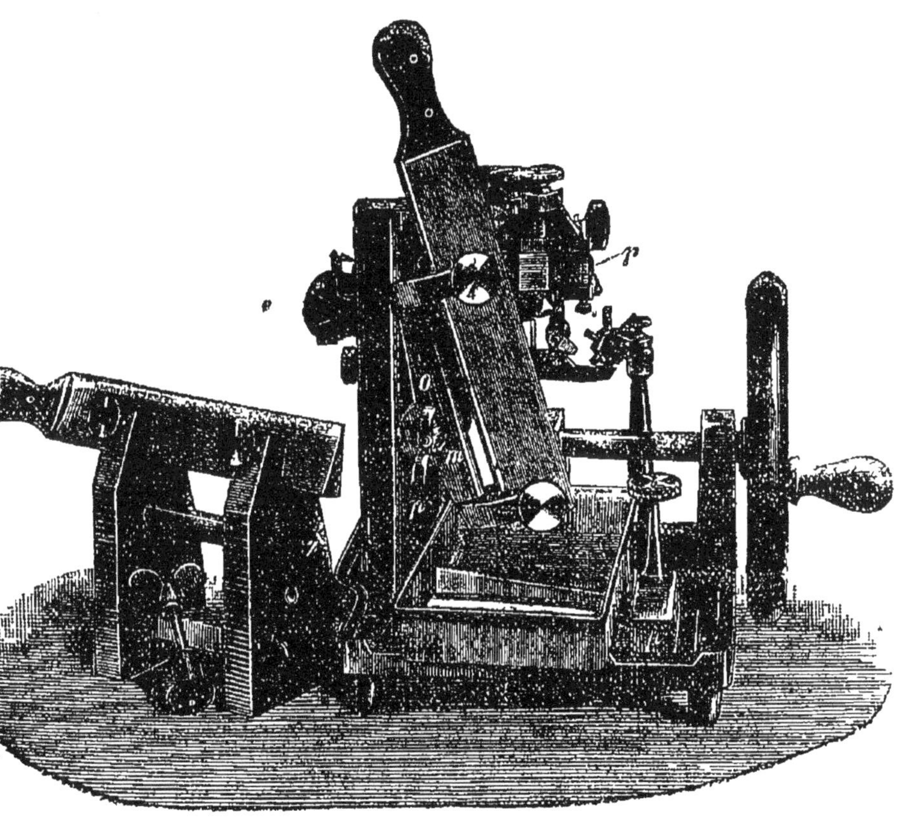

Microtome Minot.

3

3° **Microtome Minot** (pour coupes inclues dans la paraffine).

Se compose :

1° D'un chariot porte-rasoir, mobile sur deux montants avec deux rainures de façon à incliner le rasoir ;

2° D'un porte-objet composé d'une tige et d'un plateau que l'on chauffe pour fixer la pièce à la paraffine ;

3° D'une boule mobile dans tous les sens ;

4° D'un micromètre pour mesurer les coupes.

Avantages de ce microtome :

On peut faire des coupes de la dimension que l'on veut.

Recueil des coupes à la paraffine

Les rubans sont recueillis avec les aiguilles. On les divise et on les met dans l'eau tiède. La coupe s'étale très bien. Il ne faut pas employer de l'eau trop chaude qui pourrait dissoudre la paraffine.

Fixation et collage sur la lame de verre

On se sert :

1° D'un petit cristallisoir et eau tiède pour les coupes divisées. Elles s'étalent bien ;

2° On les pêche avec une bande de papier ;

3° Puis on décalque sur une lame, sur laquelle on a préalablement étendu une goutte du mélange de glycérine et blanc d'œuf P. E ;

4º On appuie avec papier à filtrer pour absorber l'eau ;

5º On porte ensuite les lames de verre ainsi chargées, à l'étuve de Roux pendant vingt-quatre heures.

C'est le procédé à la décalque.

6º On enlève l'enrobement à la paraffine en l'immergeant deux fois dans du xylol ;

7º On chasse le xylol avec l'alcool à 90º. Si la paraffine réapparaît, on recommence le lavage au xylol ;

8º On lave à l'eau et on y laisse la préparation jusqu'à l'emploi des colorants.

Deux façons d'examiner les coupes :

1º Sans coloration. On examine de cette façon la pigmentation et les tumeurs mélaniques ;

2º Avec coloration, c'est le procédé le meilleur et le plus ordinairement employé.

Colorations

1º Les coupes à la celloïdine se colorent en sortant de l'eau. La celloïdine au collodion ne gêne pas ;

2º Au contraire, les coupes préparées à la *paraffine* se colorent indirectement.

On enlève l'enrobement à la paraffine en immergeant les coupes dans le xylol (par deux fois). On chasse ce xylol avec l'alcool à 90º. On recommence par le xylol si la paraffine réapparaît. On lave à l'eau et on y laisse la préparation jusqu'à l'emploi de colorants.

Catégorie des Colorations

Il y en a deux :

1° La coloration diffuse, générale. On colore la masse totale des tissus. Citons comme exemple l'*éosine.*

2° La coloration élective qui se porte soit sur les tissus, soit sur les cellules. Cette coloration élective se divise :

1° En coloration histologique ou des tissus;

2° En coloration cytologique (uniquement sur les cellules). Pour cette dernière, il y a deux colorants : le colorant nucléaire, le colorant protoplasmique.

CLASSIFICATION DES COLORANTS

Les colorants dérivent tous des sels d'aniline.

On les divise en deux groupes :

1° Les colorants basiques ;

2° Les   —   acides.

Autrefois les colorants n'agissaient que morphologiquement.

Aujourd'hui on sait que ces colorants agissent en véritables réactions chimiques. Ce sont des corps micro-chimiques.

Ainsi les colorants basiques sont des colorants alcalins et se comportent comme la potasse vis-à-vis d'un acide.

De même les colorants acides ont la propriété de se combiner avec les bases pour former un colorant fixe.

1° Colorants basiques.

Ces colorants basiques ont une affinité spéciale et particulière pour les noyaux, surtout le protoplasma, pour certaines cellules

qui sont *acides*, par conséquent basophiles,
tels :

  1º Les plasmatzellens ;
  2º Les matzellens.

Citons :

  1º Fuchsine basique ;
  2º Violet de gentiane ;
  3º Bleu de méthylène ;
  4º Thionine ;
  5º Safranine ;
  6º Vert de méthyle ;
  7º Brun de Bismarck ;
  8º Hématéine (produit d'oxydation
    d'hématoxyline);
  9º Hématoxyline (color. vég., bois
    campêche) colorant nucléaire de
    1er choix.

2º **Colorants acides.**

Ces colorants acides se fixent sur les éléments acidophiles, cellules éosinophiles dont
les granulations sont *basiques*.

Citons :

  1º L'acide picrique ;
  2º Éosine ;
  3º Fuchsine acide ;
  4º Aurange ;
  5º Aurantia.

Solutions colorantes.

Pour les mettre, on se sert de flacons à large ouverture (jamais de flacons à compte-gouttes).

Pourquoi ? Parce que toutes les solutions doivent être filtrées avant de s'en servir.

1° **Hématoxyline.** — Était autrefois beaucoup employée pour colorer les *nucléaires*.

2° **Hématéine.** — Sa solution est le type de la coloration *des noyaux*.

Aujourd'hui on emploie l'hématéine obtenu par oxydation de l'hématoxyline. Cette solution excellente pendant huit jours perd peu à peu son pouvoir colorant.

Pour préparer une solution d'hématéine on s'y prend de la façon suivante :

1° On chauffe jusqu'à ébullition :

Alun ordinaire (mordant). .   50 gr.
Eau . . . . 1.000 —

2° On chauffe également :

Hématéine . . . . l gr.
Alcool à 90°. . . . 50 —

On mélange à chaud les deux solutions. On laisse refroidir et on met en flacons à large ouverture.

Solution d'hématéine modifiée.

On ajoute à la solution précédente une solution :

1° Soit d'acide acétique cristallisable à 2 0/0 ;

2° Soit une solution à 4 0/0 d'acide acétique ordinaire.

La conservation est plus parfaite ; son élection plus grande.

Coloration des coupes.

On verse quelques gouttes de la solution d'hématéine sur la coupe sortie de l'eau. On l'y laisse plus ou moins longtemps suivant que la solution est récente ou vieille ; avec une solution fraîche environ vingt minutes, avec une solution vieille trois minutes.

Avoir soin de suivre au microscope la coloration. On met ensuite la coupe soit dans l'eau, soit mieux dans l'eau acétique à 1 0/0. Cette eau acétique enlève l'excédent d'hématéine.

3° **Éosine.** — Colorant excellent pour le protoplasma, colore tout, sauf les noyaux.

On divise les éosines : 1° en éosine à l'eau ; 2° éosine à l'alcool.

Ce sont des dérivés des phénols. Ces produits sont fluorescents, dyschroïdes.

Solution d'éosine.

Éosine à l'eau. . .   1 gr.
Alcool à 60°. . . .   250 —
Eau. . . . . . .   80 —

On conserve cette solution dans des flacons à large ouverture. On filtre au fur et
à mesure du besoin.

Pour colorer les coupes on les laisse
dans ce liquide environ un quart de minute.
La solution d'éosine colore très bien le protoplasma qui est un acidophile.

4° **Orange de Gubler**. — On prépare les
deux solutions suivantes :

1° Orange de Gubler.   1 gr.
Eau. . . . . 100 —

2° Fuchsine acide . .   1 gr. (1)
Alcool à 60°. . . . 100 —

On prend 75 parties d'orange de Gubler
pour 50 parties de fuchsine acide.

Ces deux solutions orange et fuchsine
agissent à la façon de l'éosine, c'est-à-dire
colorant tout, sauf le noyau.

---

1. Il y a deux sortes de fuchsine : 1° Fuchsine
acide ; 2° fuchsine ordinaire ou chlorhydrate de
rosaniline (colorant basique).

3.

Quelques gouttes de ces deux solutions sur la préparation donnent les résultats suivants :

1° L'orange de Gubler colore d'une manière diffuse tout le protoplasma cellulaire ;

2° La fuchsine acide colore en rouge vif tout le tissu conjonctif ;

3° L'hématéine colore en violet les noyaux.

4° **Colorant de Van-Gieson.** — (Complète la coloration à l'hématoxyline).

On traite les coupes par un mélange de fuchsine acide et d'acide picrique. Le tissu élastique est coloré en jaune par l'acide picrique ; le tissu conjonctif est coloré en rouge.

Préparation du Van-Gieson.

1° On se sert d'une solution aqueuse saturée d'acide picrique ;

2° D'une solution de fuchsine acide en solution aqueuse saturée. On laisse déposer, on décante ;

3° Dans la solution picriquée saturée, on verse quelques gouttes de la solution de fuchsine jusqu'à coloration rouge foncé.

Les coupes doivent être colorées violemment par l'hématoxyline, car l'acide picrique enlève un peu la coloration.

Modus operandi. — Après la coloration par l'hématoxyline, on lave la préparation à l'eau et l'on colore avec le Van-Gieson. On laisse en moyenne deux à cinq minutes, ce n'est pas fixe. On lave à l'eau une demi-minute. On déshydrate par l'alcool puis l'on traite par le xylol. On monte au baume.

6° **Picro-carmin.** — Au Collège de France, on se sert beaucoup de la solution de picro-carminate d'ammoniaque :

Picro-carminate d'ammoniaque. .　1 gr.
Eau . . . . 100 —

C'est une solution plus inconstante que celle de Van-Gieson. Mieux vaut cette dernière.

7° **Bleu de Wigert.** — C'est un bon colorant pour les fibres élastiques.

COLORANTS BASIQUES

Ces colorants basiques colorent également les nucléaires.

1° **Thionine.** — C'est un excellent colorant pour les préparations histologiques. Ainsi la thionine colore très bien : 1° Les noyaux ; 2° les plasmatzellens ; 3° les matzellens ; 4° les microbes ; 5° colore en vert la fibrine.

Toutes les autres sont colorées en bleu, en donnant de très belles différenciations.

Son inconvénient : C'est que les préparations ne restent pas longtemps colorées.

2° **Bleu de méthylène.** — Ce n'est pas une véritable coloration ; c'est une absorption par osmose.

En injectant une solution de bleu de méthylène à un individu, on la retrouve dans les urines.

Le bleu de méthylène s'emploie en solution aqueuse à 1 0/0.

3° **Bleu de sahli.** — Le bleu de sahli est très bon pour tous les champignons de *la* *peau* (Pityriasis versicolor, érythrasma.)

Il n'est pas employé pour les champignons de la tête.

Première solution. — Solution aqueuse de borax à 5 0/0.

Deuxième solution. — Solution aqueuse de bleu de méthylène.

On emploie 16 parties de la première solution, plus 20 parties de la deuxième, et on ajoute 24 parties d'eau. C'est un très bon colorant pour les champignons épidermiques.

Bleu de Lœffler.

Ce bleu est spécial pour la coloration des microbes.

Solution concentrée de bleu de
  méthylène (alcool à 60°) . . . 30 cc.
Lessive de Ko à 1 0/0. . . . . 100 —

Bleu polychrome de Unna.

C'est un produit similaire au bleu de Lœffler colorant les plasmatzellens, les matzellens. Pour enlever le bleu, on se sert de glycérine et d'éther ; on lave à l'eau.

Toluidine.

C'est un colorant du sang ; on se sert d'une solution aqueuse à 1 0/0.

Violet de gentiane.

C'est un bon colorant des microbes (dans une coupe). On se sert d'une solution aqueuse à 2 0/0.

On traite les coupes des microbes de charbon par la solution à 2 0/0 jusqu'à une coloration en violet foncé. On lave à l'alcool absolu de façon à obtenir une coloration violet clair.

Liqueur de Ziehl.

Fuchsine ordinaire . . .   1   gr.
Alcool à 90°   10   —
Acide phénique   5   —
Eau 100   —

Liqueur d'Erlich.

C'est une bonne préparation pour le bacille tuberculeux.

Fuchsine ordinaire .   1 gr.
Eau d'aniline . . . 100 —

On prépare l'eau d'aniline en mélangeant de l'huile d'aniline à l'eau ordinaire.

On agite à plusieurs reprises. On décante l'huile.

Coloration des fibres élastiques par la
Méthode Taëuzer Unna.

C'est une méthode spéciale pour la peau.
Elle est très importante, car on sait que les
fibres élastiques sont conservées dans la
tuberculose et disparues dans la syphilis.

On emploie l'orcéine de la façon suivante :
La pièce ayant été fixée soit par l'alcool, soit
par le liquide de Muller, on la colore durant
six à douze heures avec le mélange suivant :

Orcéine. . . . . 0 gr. 50
Alcool absolu. . . 40 —
Eau distillée . . . 20 —
H C L . . . . . 20 gouttes.

On décolore ensuite cette pièce en la trem-
pant dans le liquide suivant :

H C L concentré. . 0 gr. 01
Alcool à 95° . . . 20 —
Eau distillée . . . 5 —

Avec ce procédé, les fibres élastiques sont
colorées en noir. On peut très bien marier
cette coloration aux autres colorants tels :
Hématéine, thionine, hématoxyline, éosine.

En résumé :
La coloration d'une coupe se fait de la
façon suivante :

1° On colore préalablement les nucléaires

soit avec l'hématoxyline, soit mieux avec l'hématéine. On lave à l'eau ;

2° Puis, suivant le caprice, on emploie les trois colorants suivants :

1° Solution d'éosine colore tout en jaune sauf le noyau.

2° Les deux solutions d'orange et de fuchsine acide.

L'orange colore en jaune le protoplasma. La fuchsine acide colore en rouge vif le tissu conjonctif ;

3° Le Van-Gieson colore en jaune le tissu élastique par l'acide picrique.

Colore en rouge vif le tissu conjonctif par la fuchsine acide.

D'une manière générale, on peut colorer toutes les coupes anatomiques, de la façon suivante :

1° On colore les noyaux par l'hématoxyline pendant cinq minutes.

On lave à l'eau jusqu'à ce que la préparation devienne bleue.

2° On passe ensuite à la solution d'acide picrique jusqu'à presque décoloration.

Passer à l'eau pour décolorer à nouveau.

3 On passe ensuite soit à la rubine soit à la fuchsine acide ;

4° On lave bien la préparation à l'alcool à 90° ;

5° On monte au baume.

CONCLUSION

Je ne voudrais pas clore ce rapide résumé de technique de biopsie sans faire la recommandation suivante pour la précision d'une note histologique.

Il faut avoir un registre divisé en trois colonnes :

Dans la première, on met le numéro d'ordre de la pièce ;

Dans la deuxième, la date de la biopsie et nécropsie;

Dans la troisième la maladie et les phases de l'autopsie.

Puis on reporte tous ces détails :

1° Sur le flacon ;

2° Sur la capsule des bouteilles ;

3° Sur la lame de coloration ou sur la paraffine.

De cette façon, il n'y a pas d'erreur possible. L'examen histologique devient alors irréprochable et digne d'intérêt.

FIN.

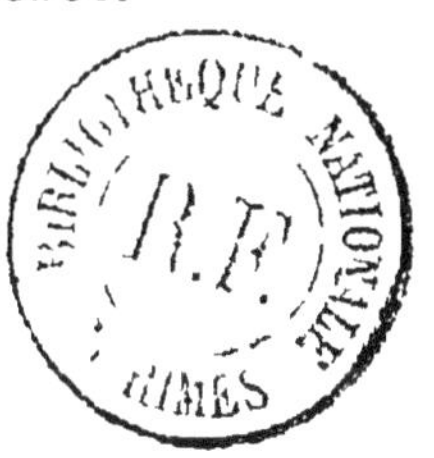

TABLE DES MATIÈRES

Mayenne, Imprimerie Ch. COLIN.

A. MALOINE, ÉDITEUR

25-27, RUE DE L'ÉCOLE-DE-MÉDECINE, 25-27, PARIS.

BLAUDOUIN (Marcel) **Le Maraichinage** Coutume du pays de Mont (Vendée) 3ᵉ édition avec 15 fig. in-18, 1906.   5 fr.   »

BOURNET **Saint François d'Assise.** Étude sociale et médicale, in 8 , avec portrait . . . . , 5 fr.   »

ESPÉ DE METZ **Plus fort que le mal,** essai sur le mal innommable (pièce en 4 actes), in-18, 1907.   . 3 fr. 50

FEUVRIER (Dʳ) **Trois ans à la Cour de Perse.** Nouvelle édition, illustrée de nombreuses gravures (ouvrage couronné par l'Académie Française , un beau volume gr in-8°, (Imprimerie nationale), 1906 . . . .   15 fr.   »

GUMPLOWITZ **Aperçus sociologiques,** in-8°, 1905.   5 fr.   »

ICARD. **Le signe de la mort réelle en l'absence du médecin.** La constatation et le certificat automatique des décès. (Procédé de la reaction sulfhydrique.) Moyen simple, infaillible, a la portée de tous pour éviter le danger de la mort apparente à la campagne, in-18, 292 pages, avec fig.   4 fr.   »

LASCHI. **Le crime financier** dans la sociologie criminelle, l'histoire et le droit, in 8°, 1901. . . . . 5 fr.   »

LOMBROSO **Les palimpsestes des prisons,** in-8°, 33 fig. 1894. . . . .   6 fr   »

LOYGUE (Dʳ). **Th M Dostoiewsky.** Un homme de génie , étude médico-psychologique, in-8°, 1904, avec portrait.

3 fr. 50

MATIGNON **Superstition, crime et misère en Chine,** in-8, 1902, avec 75 fig. .   .   . . 6 fr,   »

RAFFALOVICH. **Uranisme et Unisexualité.** Étude sur différentes manifestations de l'instinct sexuel, in-8°, cart., 1896. . . . . 8 fr   »

TARDE **Études pénales et sociales,** in-8°, 1892 . 6 fr.   »

TARDE **Essais et mélanges sociologiques,** in-8°, 1895

6 fr   »

VENTURI **Corrélations psycho-sexuelles,** in-8°, 1899.

6 fr.   »

MALOINE MÉDICALE BIBLIOGRAPHIE

Revue mensuelle

Envoi gratuit sur demande

Mayenne, Imp Ch. Colin

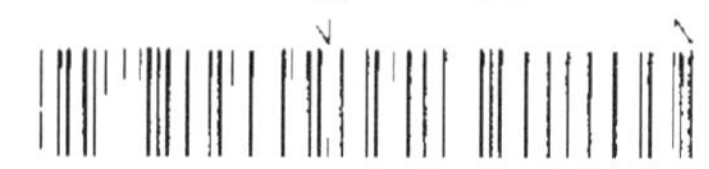